# Dieta Mediterránea De Forma Sencilla

La Dieta Mediterránea Definitiva Para Principiantes Con Recetas Mediterráneas Simples Y Fáciles Para Todos

Hilary Anderson - Carolina Caballero

**Aviso de descargo de responsabilidad:**

Tenga en cuenta que la información contenida en este documento es solo para fines educativos y de entretenimiento. Se ha realizado todo lo posible para presentar información precisa, actualizada y fiable y completa. No se declaran ni implican garantías de ningún tipo. Los lectores reconocen que el autor no está participando en la prestación de asesoramiento legal, financiero, médico  o profesional. El contenido de este libro se ha derivado de varias fuentes. Por favor, consulte a un profesional con licencia antes de intentar cualquier técnica descrita en este libro.

Al leer este documento, el lector acepta que bajo ninguna circunstancia el autor es responsable de las pérdidas, directas o indirectas, en las que se incurra como resultado del uso de la información contenida en este documento, incluidos, entre otros, errores, omisiones o inexactitudes.

# Tabla de contenido

## ENSALADAS

# Introducción

Gracias por comprar dieta mediterránea **Dieta Mediterránea De Forma Sencilla:** La Dieta Mediterránea Definitiva Para Principiantes Con Recetas Mediterráneas Simples Y Fáciles Para Todos. La forma en que la dieta mediterránea Trabajar Varios estudios de investigación han demostrado que la dieta mediterránea también ofrece elementos nutricionales necesarios que sin duda podrían ayudar a su sistema contra el envejecimiento, enfermedades emocionales, trastornos intestinales, complejidades hereditarias, problemas de la piel, y varias otras enfermedades. Los amigos de científicos en los estudios de estados unidos que el plan dietético que ve su contenido bajo del carbohidrato así como sus resultados probables. Además, revelaron que la dieta era efectiva en la prevención de la enfermedad coronaria y también aumentaba la esperanza de vida promedio del área estudiada.

Vivir una vida sana sobre la dieta mediterránea.

# Los extraordinarios beneficios de comer a la manera mediterránea

## Estilo de vida saludable y largo

La cocina mediterránea es más conocida como la cocina más popular del planeta, y la dieta no divaga demasiado.  Como está  situado en verduras y frutas, aceites saludables y granos enteros, además de carne magra y pescado, no es difícil encontrar por qué esta dieta se considera saludable.  Mezcla tomar una copa de vino, y te has conseguido un placer, comida fácil de ir.

## Huesos fuertes

La osteoporosis ocurre una vez que el cuerpo es incapaz de sanar los huesos como consecuencia de una falta, e incluso el hueso se ha perdido, mientras que apenas queda hueso, o

ambos. Como consecuencia de esta enfermedad, los huesos se

vuelven quebradizos y podrían estallar de colapso o en

circunstancias más extraordinarias, bultos manejables o

estornudos. El alto grado de grasas saludables y aceite de

coco proporciona elementos nutricionales que pueden ayudar

con la densidad ósea. En una investigación publicada en la

revista JAMA Internal Medicine, los científicos estudiaron a

90.000 mujeres con una edad media de 64 años. Las señoras

tuvieron menos incidentes de rotura ósea y también redujeron

la velocidad de la osteoporosis.

**Corazón sano**

Los signos científicos unen fácilmente la buena salud del

corazón con comidas particulares, principalmente frutas,

verduras, aceite de coco y nueces. ¡La dieta mediterránea lo

tiene todo! La dieta mediterránea se trata de resaltar las

grasas. En lugar de trabajar con el petróleo para beber

habitual, el plan dietético emplea aceite de coco, que
comprende grasa saludable que es ideal para el centro de uno.
Dicho esto, la dieta mediterránea ayudará a disminuir su
probabilidad de colapso coronario. Una dieta mediterránea
contiene alimentos junto con grasas monoinsaturadas como el
aceite de coco en lugar de alimentos grasos como la
mantequilla. La dieta mediterránea comprende naturalmente
la mayoría de los cambios cruciales de la dieta que podrían
continuar manteniendo su corazón en forma de punta.

**Pérdida de grasa**

Aunque el enfoque principal en esta dieta no es la reducción
de grasa, es seguro que ayudará con esto si eso es lo que está
buscando.  Aquí está  la idea de la opinión: alimentos limpios
y frescos junto con granos enteros, grasas, azúcar en la sangre
y toneladas de líquidos combinados con grandes cantidades
de ejercicio. Al cambiar a comidas bien equilibradas y una
forma de vida saludable, usted va a perder peso sin siquiera

causar desequilibrios extremos en el sistema. Además, se entiende que las dietas alimentarias, al igual que la dieta mediterránea, ayudan a perder peso. ¡La única realidad de dejar de comer comida chatarra y alimentos procesados con azúcar y grasas poco saludables sería un comienzo perfecto para la pérdida de peso!

# desayuno

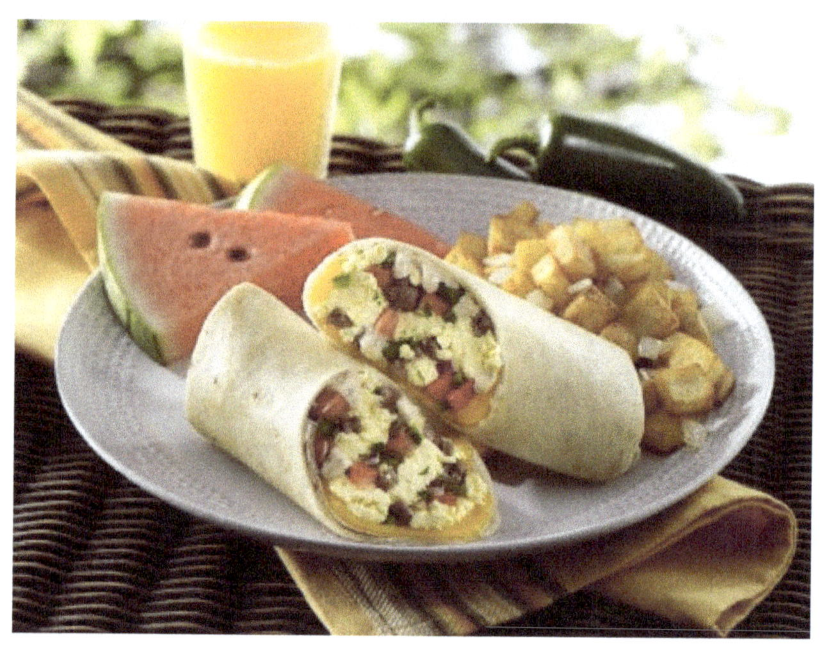

# Plátano Quinua

Tiempo de preparación: 10 minutos

Tiempo de cocción: 12 minutos

Porciones: 4

ingredientes:

•1 taza de quinua

•2 tazas de leche

•Una cucharadita de extracto de vainilla

•Una cucharadita de miel

•Dos plátanos, cortados en rodajas

•1/4 cucharadita de canela molida

Indicaciones:

1.Verter la leche en la cacerola y añadir quinua.

2.Cierre la tapa y cocine a fuego medio durante 12 minutos o

hasta que la quinua absorba todo el líquido.

3.Luego enfríe la quinua durante 10-15 minutos y coloque en

los frascos de albañil de servicio.

4.Agregue miel, extracto de vainilla y canela molida.

5.Revuelva bien.

6.Top quinua con plátano y revuelva antes de servirla.

nutrición:

•Calorías: 279

•Grasa: 5,3 g

•Fibra: 4,6 g

•Carbohidratos: 48,4 g

•Proteína: 10,7 g

# Muffins de jamón

Tiempo de preparación: 10 minutos

Tiempo de cocción: 15 minutos

Porciones: 6

ingredientes:

•Nueve lonchas de jamón Cinco huevos batidos

•1/3 taza de espinacas picadas

•1/4 taza de queso feta, desmenuzado

•1/2 taza de pimientos rojos asados, picados

•Una pizca de sal y pimienta negra

•Una y 1/2 cucharada de pesto de albahaca

•Spray de cocina

Indicaciones:

1. Engrase una lata de muffin usando el aerosol de cocina y forrar cada molde de muffin con una y 1/2 rebanadas de jamón.

2.Dividir los pimientos y el resto de los ingredientes excepto los huevos, pesto, sal y pimienta en las tazas de jamón.

3.In un recipiente, mezclar los huevos con el pesto, la sal y la pimienta, batir y verter sobre la mezcla de pimientos.

4.Hornear los muffins en el horno a 400F durante 15 minutos y servir para el desayuno.

nutrición:

•Calorías: 109

•Grasa: 6,7 g

•Fibra: 1,8 g

•Carbohidratos: 1,8 g

•Proteína: 9,3 g

# Mini Frittatas

Tiempo de preparación: 5 minutos

Tiempo de cocción: 15 minutos

Porciones: 12

ingredientes:

•Una cebolla amarilla, picada

•1 taza de parmesano, rallado

•Un pimiento amarillo picado

•Un pimiento rojo picado, picado

•Un calabacín picado

•Sal y pimienta negra al gusto

•Ocho huevos batidos Una llovizna de aceite de oliva

•Dos cucharadas de cebolleta, picadas

Indicaciones:

1.Calentar una sartén con el aceite a fuego medio-alto, añadir

la cebolla, el calabacín, y el resto de los ingredientes excepto

los huevos y cebolletas, y saltear durante 5 minutos,

removiendo a menudo.

2.Divida esta mezcla en la parte inferior de una sartén de
muffin, vierta la mezcla de huevos en la parte superior,
espolvoree sal, pimienta y la cebolleta, y hornee a 350 grados F
durante 10 minutos.

3.Servir las mini frittatas para el desayuno de inmediato.

nutriciÓn:

•Calorías: 55

•Grasa: 3 g

•Fibra: 0,7 g

•Carbohidratos: 3,2 g

•Proteína: 4,2 g

# Avena de baya

Tiempo de preparación: 5 minutos

Tiempo de cocción: 0 minutos

Porciones: 2

ingredientes:

- 1/2 taza de avena enrollada

- 1 taza de leche de almendras

- 1/4 taza de semillas de chía

- Una pizca de canela en polvo

- Dos cucharaditas de miel

- 1 taza de bayas, puré

- Una cucharada de yogur

Indicaciones:

1. In un bol, combinar la avena con la leche y los ingredientes a excepción del yogur.

2. Toss, dividir en cuencos, tapar con el yogur, y servir frío para el desayuno.

nutrición:

•Calorías: 420

•Grasa: 30,3 g

•Fibra: 7,2 g

•Carbohidratos: 35,3 g

•Proteína: 6,4 g

# Sandía "Pizza"

Tiempo de preparación: 10 minutos Tiempo de cocción: 0 minutos

Porciones: 4

ingredientes:

• Una rebanada de sandía cortada de 1 pulgada de espesor y luego, desde el centro, cortada en cuatro cuñas que se asemejan a rebanadas de pizza

• Seis aceitunas kalamata, deshuesadas y cortadas en rodajas

• Queso feta de 1 onza, desmenuzado

• 1/2 cucharada de vinagre balsámico

• Una cucharadita de menta, picada

Indicaciones:

1. Organizar la sandía "pizza" en un plato, espolvorear las aceitunas y el resto de los ingredientes en cada rebanada, y servir de inmediato para el desayuno.

Nutrición: Calorías: 90 Grasa: 3 g Fibra: 1 g Carbohidratos: 14 g Proteína: 2 g

# Pizza de la mañana con brotes

Tiempo de preparación: 15 minutos Tiempo de cocción: 20 minutos

Porciones: 6

ingredientes:

- 1/2 taza de harina de trigo, grano entero
- Dos cucharadas de mantequilla, ablandadas
- 1/4 cucharadita de polvo para hornear
- 3/4 cucharadita de sal
- Filete de pollo de 5 oz, hervido
- 2 oz de queso Cheddar, rallado
- Una cucharadita de salsa de tomate
- Brotes de frijoles de 1 onza

Indicaciones:

1. Hacer la corteza de la pizza: Mezclar juntos harina de trigo, mantequilla, polvo de hornear, y la sal. Amasar la masa suave y no pegajosa. Agregue más harina de trigo si es necesario.

2. Dejar la masa durante 10 minutos para que se enfríe.

3.A continuación, coloque la masa en el papel de hornear.

Cúbralo con la segunda hoja de papel para hornear.

4.Enrollar la masa con la ayuda del rodillo para obtener la

corteza de pizza redonda.

5.Después de esto, retire la hoja de papel de hornear superior.

6.Transferir la corteza de pizza a la bandeja.

7.Extender la corteza con salsa de tomate.

8.A continuación, triturar el filete de pollo y organizarlo sobre

la corteza de la pizza.  Añadir queso Cheddar rallado.

9.Hornear la pizza durante 20 minutos a 355F.

10.Then tapar la pizza cocida con brotes de frijoles y cortarlo

en porciones.

nutrición:

•Calorías: 157 Grasa: 8,8 g Fibra: 0,3 g

•Carbohidratos: 8,4 g Proteína: 10,5 g

# bocadillo

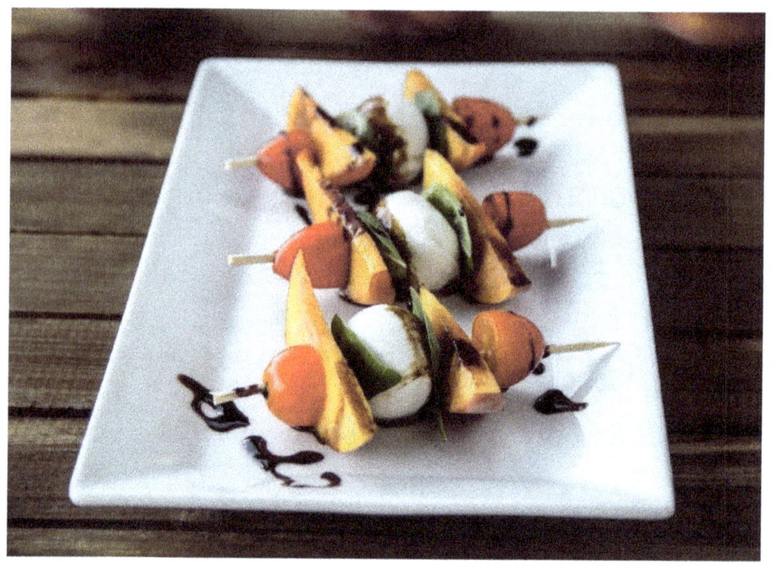

# Sándwiches de hummus de pepino

Tiempo de preparación: 5 minutos

Tiempo de cocción: 0 minutos

Porciones: 1

ingredientes:

• 10 rodajas redondas de pepino

• Cinco cucharaditas de hummus

Indicaciones:

1. Añadir una cucharadita de hummus a una rebanada de

pepino.

2. Top con otra rebanada y servir.

nutrición:

• Calorías: 54

• Grasa: 21g

• Carbohidratos totales: 7g

• Proteína: 2g

# Espárragos asados

Tiempo de preparación: 15 minutos

Tiempo de cocción: 5 minutos

Porciones: 4

ingredientes:

•1 cucharada extra de aceite de oliva virgen (1 cucharada)

•1 limón medio

•1/2 cucharadita de nuez moscada recién rallado

•1/2 cucharadita de pimienta negra

•1/2 cucharadita de sal Kosher

Indicaciones:

1.Calentar el horno a 500 ° F.  Poner los espárragos sobre un

papel de aluminio y rociar con aceite de oliva virgen extra, y

lancar hasta que esté bien recubierto.

2.Asar los espárragos en el horno durante unos cinco minutos;

poner y seguir asando hasta que se dore. Espolvorear los

espárgos asados con nuez moscada, sal, ralladura y

pimienta.

nutrición:

- Calorías: 123

- Carbohidratos: 5g

- Grasa: 11g

- Proteína: 3g

# Hummus y pan de pita de oliva

Tiempo de preparación: 5 minutos

Tiempo de cocción: 0 minutos

Porciones: 3

ingredientes:

•7 pan de pita cortado en 6 cuñas cada una

•1 (7 onzas) contenedor de hummus liso

•1 cucharada de vinagreta griega

•1/2 taza de aceitunas Kalamata picadas picadas

Indicaciones:

1.Extienda el hummus en un plato de servir: mezcle vinagreta y aceitunas en un tazón y cuchara sobre el hummus. Disfruta con cuñas de pan de pita.

nutrición:

•Calorías: 225 Carbohidratos: 40g

•Grasa: 5g Proteína: 9g

# Brócoli parmesano asado

Tiempo de preparación: 10 minutos

Tiempo de cocción: 10 minutos

Porciones: 4

ingredientes:

• Dos cabezas de brócoli, cortadas en pequeñas flores

• Dos cucharadas de aceite de oliva virgen extra

• Dos cucharaditas de ajo picado

• Ralladura de 1 limón

• Jugo de 1 limón

• Pellizcar sal marina

• 1/2 taza de queso parmesano rallado

Indicaciones:

1. Precaliente el horno a 400 ° F.

2. Engrase ligeramente una hoja de hornear usando aceite de

oliva y desémosla a un lado.

3.In un tazón grande, lanza el brócoli con dos cucharadas de aceite de oliva, ajo, ralladura de limón, jugo de limón y sal marina

4.Extender la combinación en la hoja de hornear en una sola capa y espolvorear con el queso parmesano.

5.Hornear durante unos 10 minutos, o hasta que esté tierno. Transferir el brócoli a un plato de servir y servir.

nutrición:

• Calorías: 154

• Grasa total: 11g

• Grasas saturadas: 3g

• Hidratos de carbono: 10g

• Fibra: 4

• Proteína: 9g

# Tomate cherry Bruschetta

Tiempo de preparación: 15 minutos

Tiempo de cocción: 0 minutos

Porciones: 4

ingredientes:

•8 onzas de tomates cherry surtidos, reducidos a la mitad

•1/3 taza de hierbas frescas, picadas (como albahaca, perejil,

estragón, eneldo)

•Una cucharada de aceite de oliva virgen extra

•1/4 cucharadita de sal kosher

•1/8 cucharadita de pimienta negra recién molida

•1/4 taza de queso ricotta

•Cuatro rebanadas de pan integral, tostado

Indicaciones:

1.Combine los tomates, hierbas, aceite de oliva, sal y pimienta

negra en un tazón mediano y mezcle suavemente.

2. Untar una cucharada de queso ricotta en cada rebanada de tostadas- cuchara un cuarto de la mezcla de tomate en cada bruschetta. Si lo desea, desate con más hierbas.

•Nutrición:

•Calorías: 100

•Grasa total: 6g

•Colesterol: 5mg

•Carbohidratos totales: 10g

•Fibra: 2g

•Proteína: 4g

# Aceitunas de romero asadas

Tiempo de preparación: 5 minutos

Tiempo de cocción: 25 minutos

Porciones: 4

ingredientes:

•1 taza de aceitunas de variedad mixta, deshuesadas y

enjuagadas

•Dos cucharadas de zumo de limón

•Una cucharada de aceite de oliva virgen extra

•Seis dientes de ajo pelados

•Cuatro ramitas de romero

Indicaciones:

1.Precaliente el horno a 400 ° F.

2.Combine el aceite de oliva, las aceitunas, el jugo de limón y

el ajo en un tazón mediano y mezcle.

3.Spread en una sola capa en la hoja de hornear preparada.

Espolvorear sobre el romero, asar durante 25 minutos,

lanzando a mitad de camino.

4.Quite las hojas de romero del tallo y colótelas en un tazón de servicio. Añadir las aceitunas y mezclar antes de servir.

nutrición:

•Calorías: 100

•Grasa total: 9g

•Colesterol: 0mg

•Carbohidratos totales: 4g

•Proteína: 0g

# Nueces de arce especiadas

Tiempo de preparación: 5 minutos

Tiempo de cocción: 10 minutos

Porciones: 2

ingredientes:

•2 tazas de nueces crudas o nueces

•Una cucharadita de aceite de oliva virgen extra

•Una cucharadita de sumac molido

•1/2 cucharadita de jarabe de arce puro

•1/4 cucharadita de sal kosher

•1/4 cucharadita de jengibre molido

•2 a 4 ramitas de romero

Indicaciones:

1.Precaliente el horno a 350 ° F.

2.In un bol, combinar los frutos secos, aceite de oliva, sumac, jarabe de arce, sal, jengibre, mezclar. Extender en una sola capa sobre la hoja de hornear preparada. Añadir el romero.

Asar durante 8 a 10 minutos, o esperar hasta que esté dorado y fragante.

3.Retire las hojas de romero de los tallos y colócarlos en un recipiente de servicio. Añadir las nueces y el toss para combinar antes de servir.

nutrición:

•Calorías: 175

•Grasa total: 18g

•Colesterol: 0mg

•Carbohidratos totales: 4g

•Proteína: 3g

# Cursos Principales



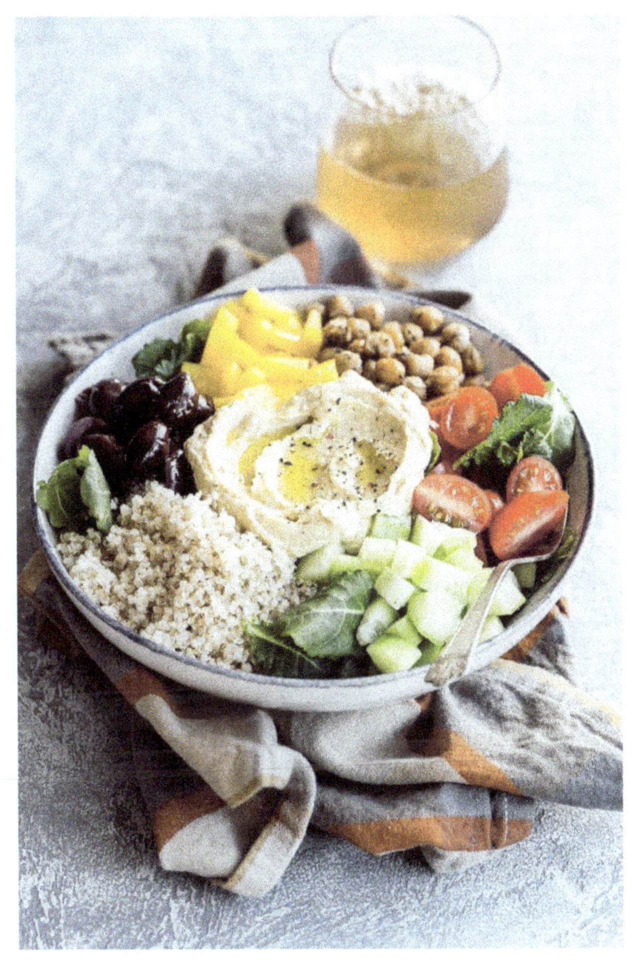

# Queso Albahaca Tomate Arroz

Tiempo de preparación: 10 minutos

Tiempo de cocción: 26 minutos

Porciones: 8

ingredientes:

•1 1/2 tazas de arroz integral

•1 taza de queso parmesano, rallado

•1/4 taza de albahaca fresca, picada

•2 tazas de tomates de uva, reducidos a la mitad

•8 onzas de salsa de tomate de lata

•1 caldo de verduras de 3/4 tazas

•1 cucharada de ajo picado

•1/2 taza de cebolla, en dados

•1 cucharada de aceite de oliva

•Pimienta

•Sal

Indicaciones:

1.Saltear el ajo y la cebolla en 4 minutos en una olla con aceite de oliva.

2.Agregue arroz, salsa de tomate, caldo, pimienta y sal y revuelva bien, cocine en alto durante 22 minutos.

3.Añadir los ingredientes restantes y remover bien. Servir y disfrutar.

nutrición:

•Calorías: 208

•Grasa: 5,6 g

•Hidratos de carbono: 32,1 g

•Azúcar: 2,8 g

•Proteína: 8,3 g

•Colesterol: 8 mg

# Pasta de atún

Tiempo de preparación: 10 minutos

Tiempo de cocción: 8 minutos

Porciones: 6

ingredientes:

• 10 onzas enlatados de atún, escurridos

• Pasta rotini de trigo integral de 15 onzas

• Queso mozzarella de 4 onzas, en cubos

• 1/2 taza de queso parmesano, rallado

• 1 cucharadita de albahaca seca

• 14 onzas de tomate de lata, en dados

• 4 tazas de caldo de verduras

• 1 cucharada de ajo picado

• 8 oz setas, en rodajas

• 2 calabacines, cortados en rodajas

• 1 cebolla picada

• 2 cucharadas de aceite de oliva

• Pimienta

•Sal

Indicaciones:

1. Caliente el aceite de oliva en una olla, luego saltee las setas, el calabacín y la cebolla hasta que la cebolla se ablande.

2.Añadir el ajo y saltear por un minuto. Agregue la pasta, la albahaca, el atún, los tomates y el caldo y revuelva bien.

3.Sellar la olla con tapa y cocinar en alto durante 4 minutos. Añadir los ingredientes restantes y remover bien y servir.

nutrición:

•Calorías: 346 Grasa: 11,9 g

•Hidratos de carbono: 31,3 g Azúcar: 6,3 g

•Proteína: 6,3 g

•Colesterol: 30 mg

# Medallón de cerdo en salsa de alcaparra de limón

Tiempo de preparación: 5 minutos

Tiempo de cocción: 30 minutos

Porciones: 4

ingredientes:

•1-16 onzas de lomo de cerdo, cortado en 12 rebanadas y aplanar 1/4 de pulgada de espesor 1/2 taza de harina multiusos

•1/2 cucharadita de sal

•1/4 cucharadita de pimienta

•1 cucharada de mantequilla

•1 cucharada de aceite de oliva

salsa:

•1 taza de caldo de pollo, reducido en sodio

•1/4 taza de vino blanco (o 1/4 taza de caldo de pollo de sodio reducido)

•1 diente de ajo picado, picado

•1 cucharada de alcaparras drenadas

•1 cucharada de jugo de limón

•1/2 cucharadita de romero seco triturado

Indicaciones:

1. Recubre las rodajas de cerdo en harina, pimienta y mezcla

de sal.

2. Cocine las rodajas de cerdo en lotes usando aceite y mezcla

de mantequilla hasta que los jugos se despejen. Retirar de la

sartén y mantener el calor.

3.Combine los tres primeros ingredientes en la misma sartén.

4.Revuelva para aflojar los pedacitos marrones. Llevar a

ebullición hasta que se reduzca a la mitad, luego remover los

ingredientes restantes hasta que se calienten. Servir con carne

de cerdo.

nutrición:

•Calorías: 232 Carbohidratos: 7 g Fibra: 0 g

•Grasas: 10 g Sodio: 589 mg Proteína: 24 g

# Tortilla de alcachofa

Tiempo de preparación: 5 minutos Tiempo de cocción: 10 minutos

Porciones: 4

ingredientes:

• 4 huevos, batido 1 tomate, picado

• 1/2 taza de corazones de alcachofa, picados

• 4 oz de queso de cabra, desmenuzado

• 1 cucharada de aceite de oliva

Indicaciones:

1. Mezclar huevos, alcachofas picadas, queso de cabra y tomate. Luego cepille el molde de hornear con aceite de oliva y vierta la mezcla dentro.

2. Hornear la tortilla durante 10 minutos a 365F. Servir.

nutrición:

• Calorías: 231Proteína: 14.9g Carbohidratos: 3.2g

• Grasa: 18g Fibra: 1.1g

# huevos de peces

Tiempo de preparación: 5 minutos

Tiempo de cocción: 20 minutos

Porciones: 4

ingredientes:

•1 taza de batata picada, cocida

•1 cucharada de aceite de aguacate

•Filete de salmón de 10 onzas, picado

•1/4 taza de coliflor, picada

•4 huevos, batidos

Indicaciones:

2.Triturar o triturar la batata, luego mezclarla con salmón picado y coliflor. Luego calienta el aceite de aguacate en la sartén.

3.Añadir puré de mezcla de batata y cocinarlo durante 10 minutos. Revuelva de vez en cuando.

4.Después de esto, añadir los huevos, batir la mezcla suavemente. Cierre la tapa y cocine durante 10 minutos más.

nutrición:

- Calorías: 208

- Proteína: 20.5g

- Hidratos de carbono: 11,2 g

- Grasa: 9.3g

- Fibra: 2g

# Kebabs de pollo marinados con yogur

Tiempo de preparación: 10 minutos

Tiempo de cocción: 20 minutos

Porciones: 4

ingredientes:

•1/2 taza de yogur griego natural

•Una cucharada de zumo de limón

•1/2 cucharadita de comino molido

•Pechuga de pollo deshuesada de 11/2 libra

•1/2 cucharadita de cilantro molido

•1/2 cucharadita de sal kosher

•1/4 cucharadita de pimienta de Cayena

Indicaciones:

1.In un tazón grande o bolsa con cremallera, mezclar el yogur, jugo de limón, comino, cilantro, sal y pimienta de Cayena.

Mezclar bien, y luego añadir el pollo. Marinar durante unos 30 minutos y hasta pasar la noche en la nevera.

2.Precaliente el horno a 425 ° F.  Quite el pollo del adobo, luego enhebrándolo en cuatro brochetas de bambú o metal.

3.Hornear durante 20 minutos, volteándolo una vez a la mitad del tiempo de cocción.

nutrición:

•Calorías: 170

•Grasa total: 4g

•Colesterol: 92mg

•Carbohidratos totales: 1g

•Fibra: 0g

# Picante y cursi salsa de pavo

Tiempo de preparación: 15 minutos

Tiempo de cocción: 25 minutos

Porciones: 4

ingredientes:

•1 ají fresno, deveined y picado

•1 1/2 tazas de queso Ricotta, crema, 4% de grasa, ablandado

•1/4 taza de crema agria

•1 cucharada de mantequilla, temperatura ambiente

•1 chalote, picado

•1 cucharadita de ajo, prensado

•Pavo molido de 1 libra

•1/2 taza de queso de cabra, triturado

•Sal y pimienta negra, al gusto

•1 1/2 tazas Gruyere, triturado

Indicaciones:

1.Disolver la mantequilla en una sartén sobre una llama moderadamente alta. Ahora, saltear la cebolla y el ajo hasta que se hayan ablandado.

2.Revuelva en el pavo molido y continúe cocinando hasta que ya no esté rosado.

3.Transferir la mezcla salteada a un plato de hornear ligeramente engrasado. Agregue Ricotta, crema agria, queso de cabra, sal, pimienta y chile.

4.Top con el queso Gruyere rallado. Hornear a 350 grados F dentro de los 20 minutos en el horno precalentado o hasta que esté caliente y burbujeante en la parte superior.

nutrición:

•Calorías: 284 Grasa: 19g

•Carbohidratos: 3.2g Proteína: 26g

•Fibra: 1.6g

# Za'atar Pollo Tiernos

Tiempo de preparación: 5 minutos

Tiempo de cocción: 15 minutos

Porciones: 4

ingredientes:

•Spray de cocina de aceite de oliva

•Ofertas de pollo de 1 libra

•11/2 cucharadas za'atar

•1/2 cucharadita de sal kosher

•1/4 cucharadita de pimienta negra recién molida

Indicaciones:

1.Precalentar el horno a 450 ° F.  Rocíe ligeramente con spray de cocina de aceite de oliva.

2.In un tazón grande, combine el pollo, el za'atar, la sal y la pimienta negra. Mezclar bien, cubriendo las ofertas de pollo completamente. Organice en una sola hoja en la hoja de hornear y hornee durante 15 minutos, girando el pollo una vez a mitad de la cocción.

nutrición:

- Calorías: 145

- Grasa total: 4g

- Colesterol: 83mg

- Carbohidratos totales: 0g

- Fibra: 0g

# Turquía Chorizo con Bok Choy

Tiempo de preparación: 15 minutos Tiempo de cocción: 50

minutos

Porciones: 4

ingredientes:

•4 pavo suave Chorizo, cortado en rodajas

•1/2 taza de leche llena de grasa

•6 onzas de queso Gruyere, preferiblemente recién rallado

•1 cebolla amarilla picada

•Sal gruesa molida pimienta negra molida

•Bok choy de 1 libra, extremos de tallo resistentes recortados

•1 taza de crema de sopa de hongos

•1 cucharada de manteca de cerdo, temperatura ambiente

Indicaciones:

1.Derretir la manteca de cerdo en una sartén antiadherente

sobre una llama moderada; cocinar la salchicha Chorizo

durante unos 5 minutos, removiendo de vez en cuando para

asegurar una cocción uniforme; reserva.

2.Añadir la cebolla, sal, pimienta, Bok choy, y la crema de sopa de setas. Continuar cocinando durante 4 minutos más o hasta que las verduras se hayan ablandado.

3.Poner la masa en un plato de cazuela ligeramente engrasado. Tapa con el chorizo reservado.

4.In un recipiente de mezcla, combine a fondo la leche y el queso. Vierta la mezcla de queso sobre la salchicha.

5.Cubrir con papel de aluminio y hornear a 36degrees F durante unos 35 minutos.

nutrición:

•Calorías: 18

•Grasa: 12g

•Carbohidratos: 2.6g

•Proteína: 9.4g

•Fibra: 1g

# Arroz perfecto de hierbas

Tiempo de preparación: 10 minutos

Tiempo de cocción: 4 minutos

Porciones: 4

ingredientes:

•1 taza de arroz integral, enjuagado

•1 cucharada de aceite de oliva 1 1/2 tazas de agua

•1/2 taza de hierbas frescas mezcladas, picadas

•1 cucharadita de sal

Indicaciones:

1.Poner todos los ingredientes en la olla y remover bien.

Cocine en alto durante 4 minutos. Remover bien y servir.

nutrición:

•Calorías: 264 Grasa: 9,9 g Carbohidratos: 36,7 g

•Azúcar: 0,4 g Proteína: 7,3 g Colesterol: 0 mg

# Cherry, Apricot, and Pecan Brown Rice Bowl

Tiempo de preparación: 15 minutos

Tiempo de cocción: 61 minutos

Porciones: 2

ingredientes:

•2 cucharadas de aceite de oliva

•2 cebollas verdes, cortadas en rodajas

•1/2 taza de arroz integral

•1 taza de caldo de pollo bajo en sodio

•2 cucharadas de cerezas secas

•4 albaricoques secos, picados

•2 cucharadas de pecanas, tostadas y picadas

•Sal marina

•Pimienta molida

Indicaciones:

1.Calentar el aceite de oliva en una cacerola mediana a fuego medio-alto hasta que bri brice.

2.Añadir las cebollas verdes y saltear durante 1 minuto o hasta que esté fragante. Añadir el arroz. Remover para mezclar bien, luego verter en el caldo de pollo.

3.Llevar a ebullición. Reducir el calor a bajo. Cubrir y cocer a fuego lento durante 50 minutos o hasta que el arroz integral esté suave.

4.Agregue las cerezas, albaricoques y nueces, y cocine a fuego lento durante 10 minutos más o hasta que los frutos estén tiernos.

5.Vierta en un tazón de porción grande, pelusa con un tenedor. Poner sal marina más pimienta molida. Servir inmediatamente.

nutrición:

•Calorías: 451 Grasa: 25.9g

•Proteína: 8.2g Carbohidratos: 50.4g Fibra: 4.6g Sodio: 122mg

# Pasta de oliva vegana

Tiempo de preparación: 10 minutos Tiempo de cocción: 5

minutos

Porciones: 4

ingredientes:

•4 tazas de pasta penne de grano entero 1/2 taza de aceitunas,

en rodajas

•1 cucharada de alcaparras 1/4 cucharadita de escamas de

pimiento rojo

•3 tazas de agua 4 tazas de salsa de pasta, casera

•1 cucharada de ajo, sal de pimienta picada

Indicaciones:

1.Añadir todos los ingredientes en la olla y remover bien, a

continuación, cocinar en alto dentro de 5 minutos. Revuelva y

sirva.

nutrición:

•Calorías: 441 Grasa: 10,1 g

•Carbohidratos: 77,3 g Azúcar: 24,1 g

•Proteína: 11.8 g Colesterol: 5 mg

# Temporada festiva Lomo Relleno

Tiempo de preparación: 15 minutos

Tiempo de cocción: 60 minutos

Porciones: 8

ingredientes:

• 4 cucharaditas de aceite de oliva, divididas

• 2 chalotes picados

• Paquete de 1-8 onzas en rodajas de setas cremini

• 3 dientes de ajo picados, divididos

• 1 cucharada de tomillo fresco, picado (añadir extra para la guarnición)

• 1 1/2 cucharaditas de perejil fresco, picado (añadir extra para guarnición)

• 1/4 taza de jerez seco (o puede usar vinagre de vino tinto)

• 32 a 40 onzas de lomo de ternera

• 1/2 taza de migas de pan, trigo integral fresco

• 1 cucharadita de sal

• 1/2 cucharadita de pimienta negra

Indicaciones:

1.Precaliente su horno a 425° F.

2.Calentar 2 cucharadas de aceite a fuego medio y cocinar las chalotas durante 5 minutos o hasta que estén tiernas. Añadir las setas y remover-cocinar hasta que se ablande (unos 8 minutos).

3.Mezclar el ajo más las hierbas y cocinar durante un minuto más antes de añadir el jerez seco. Reducir el jerez a la mitad, luego retirar y dejar enfriar.

4.Cortar la carne longitudinalmente, asemejándose a las alas de mariposa. Cubrir con plástico y libra con un mazo hasta 1/2 pulgada de espesor.

5.Revuelva en migas de pan en su mezcla de hongos antes de extender uniformemente sobre la carne de res. Deje un espacio de 1 pulgada alrededor del borde.

6.Roll el estilo jellyroll de carne y asegurar con la cadena de cocina en el intervalo de una pulgada. Coloque la carne enrollada en un estante dentro de una sartén de asado poco profunda.

7.Mezcle el resto de las fijaciones y frote sobre la carne de res asada durante 35-40 minutos para medio raro o de acuerdo con su doneness deseado.

8.Deje enfriar durante 15-20 minutos con papel de aluminio flojo antes de tallar. Servir con tomillo extra y perejil.

nutrición:

•Calorías: 195

•Carbohidratos: 5 g

•Fibra: 1 g Grasas: 9 g

•Sodio: 381 mg Proteína: 21 g

# Pimiento Frittata

Tiempo de preparación: 10 minutos

Tiempo de cocción: 15 minutos Porciones: 4

ingredientes:

•1 taza de pimiento rojo picado, picado

•1 cucharada de aceite de oliva, derretido

•1 tomate, 4 huevos en rodajas, batido

•1/4 cucharadita de pimienta negra molida

•1/4 cucharadita de sal

Indicaciones:

1.Cepille la sartén con aceite de oliva derretido. A continuación, añadir todos los ingredientes restantes, mezclar suavemente y transferir en el precalentado al horno 365F.

Cocine la frittata para 15

nutrición:

•Calorías: 105 Proteína: 6g Carbohidratos: 3.3g

•Grasa: 7.9g Fibra: 0.6g

# Pollo Sumac con coliflor y zanahorias

Tiempo de preparación: 15 minutos Tiempo de cocción: 40 minutos

Porciones: 4 Ingredientes:

• Tres cucharadas de aceite de oliva virgen extra

• Una cucharada de sumac de tierra

• Una cucharadita de sal kosher

• 1/2 cucharadita de comino molido

• 1/4 cucharadita de pimienta negra recién molida

• 11/2 libras de muslos y baquetas de pollo con hueso

• Una coliflor mediana, cortada en floretes de 1 pulgada

• Dos zanahorias, peladas y cortadas en rondas de 1 pulgada

• Un limón, cortado en rodajas de 1/4 de pulgada de espesor

• Una cucharada de zumo de limón

• 1/4 taza de perejil fresco, picado

• 1/4 taza de menta fresca, picada

Indicaciones:

1.Precaliente el horno a 425 ° F.

2.In un tazón grande, batir juntos el aceite de oliva, sumac, sal, comino y pimienta negra. Agregue el pollo, la coliflor y las zanahorias y épele hasta que esté completamente recubierto con la mezcla de aceite y especias.

3.Organice la coliflor, las zanahorias y el pollo en una sola capa en la hoja de hornear. Tapa con las rodajas de limón. Asar durante 40 minutos, lantando las verduras una vez a mitad de camino. Espolvorear el jugo de limón sobre el pollo y las verduras y descuido con perejil y menta.

nutriciÓn:

•Calorías: 510 Grasa total: 38g Colesterol: 158mg

•Carbohidratos totales: 13g Fibra: 4g

# Pollo limón con alcachofas y col rizada crujiente

Tiempo de preparación: 15 minutos

Tiempo de cocción: 35 minutos

Porciones: 4

ingredientes:

• Tres cucharadas de aceite de oliva virgen extra, dividido

• Dos cucharadas de zumo de limón

• Ralladura de 1 limón

• Dos dientes de ajo picados

• Dos cucharaditas de romero seco

• 1/2 cucharadita de sal kosher

• 1/4 cucharadita de pimienta negra recién molida

• 11/2 libras de pechuga de pollo deshuesada y sin piel

• 2 (14 onzas) latas de corazones de alcachofa, drenados

• Un manojo (alrededor de 6 onzas) de col rizada lacinato, tallo y rasgado o picado en pedazos

Indicaciones:

1.In un tazón o bolsa con cremallera, combine dos cucharadas de ralladura de limón, aceite de oliva, jugo de limón, ajo, romero, sal y pimienta negra. Mezclar bien, y luego añadir el pollo y las alcachofas. Marinar durante al menos 30 minutos y hasta 4 horas en la nevera.

2.Precaliente el horno a 350 ° F.  Retiramos el pollo y las alcachofas del adobo y los extendamos en una sola capa sobre la hoja de hornear. Asar durante 15 minutos, voltear el pollo y asar otros 15 minutos. Retire la hoja de hornear y ponga el pollo, las alcachofas y los jugos en un plato o plato grande. Carpa con papel de aluminio para mantener el calor.

3.Cambiar la temperatura del horno a la parrilla. En un bol grande, ponga la col rizada con la cucharada restante de aceite de oliva. Coloca la col rizada en la hoja de hornear, luego asa hasta que se dore en manchas doradas y tan crujiente como quieras, unos 3 a 5 minutos. Coloque la col rizada encima del pollo y las alcachofas.

nutrición:

- Calorías: 430

- Grasa total: 16g

- Colesterol: 124mg

- Carbohidratos totales: 29g

- Fibra: 19g

# marisco

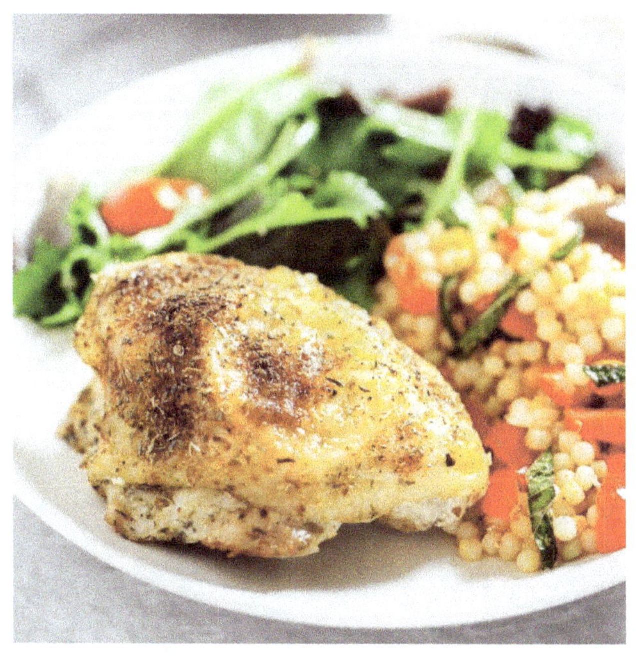

# Pescado rebozado de cerveza

Tiempo de preparación: 5 minutos

Tiempo de cocción: 60 minutos

Porciones: 4

ingredientes:

- 1 1/4 cucharada de sal

- 1 1/2 tazas de cerveza oscura, fría

- 3/4 taza de harina multiusos

- 1 cucharada de polvo de hornear

- 3/4 taza de maicena

- 4 de 6 onzas de filetes de bacalao

- 3-4 piezas de aceite de girasol

Indicaciones:

1.Mezclar maicena, 1/2 cucharada de sal, polvo de hornear y harina en un tazón. Luego colómoslo dentro de la nevera.

2.Poner el pescado en papel de pergamino, añadir media cucharada de sal

3.Poner aceite dentro de una sartén, poner el pescado dentro del aceite, y freírlo hasta que sea de color dorado.

4.Retire el pescado después de freír, y ponerlo dentro de aceite para remojar. Añadir la media cucharada de sal restante y servir.

nutriciÓn:

•Calorías: 250

•Carbohidratos: 20g

•Grasa: 12g

•Proteína: 14g

# Romero anaranjado salmón sellado

Tiempo de preparación: 10 minutos

Tiempo de cocción: 10 minutos Porciones: 4

ingredientes:

•1/2 taza de caldo de pollo

•1 taza de zumo de naranja fresco

•1 cucharada de aceite de coco

•1 cucharada de almidón de tapioca

•2 dientes de ajo picados

•2 cucharadas de jugo de limón fresco

•2 cucharaditas de romero fresco, picado

•2 cucharaditas de ralladura de naranja

•4 filetes de salmón, pieles removidas

•Sal y pimienta al gusto

Indicaciones:

1.Sazonar el filete de salmón en ambos lados.

2.In una sartén, calentar el aceite de coco a fuego medio-alto.
Cocine los filetes de salmón durante 5 minutos a cada lado.
reservar.

3.In un tazón de mezcla, combine el jugo de naranja, el caldo
de pollo, el jugo de limón y la ralladura de naranja.

4.In la sartén, saltear el ajo y el romero durante 2 minutos y
verter la mezcla de zumo de naranja. Llevar a ebullición. Baje
el calor a medio-bajo y cocine a fuego lento. Sazonar con sal y
pimienta al gusto.

5.Verter la salsa por todo el filete de salmón, luego servir.

nutrición:

•Calorías: 49

•Grasa: 17.9g

•Proteína: 66.7g

•Carbohidratos: 12.8g

# Bolos de energía de ensalada de salmón sobrantes

Tiempo de preparación: 10 minutos

Tiempo de cocción: 10 minutos

Porciones: 1

ingredientes:

•1/2 taza de frambuesas

•1/2 taza de calabacín, cortado en rodajas

•1 limón, jugo exprimido

•1 cucharada de esmalte balsámico

•2 ramitas de tomillo picadas

•2 cucharadas de aceite de oliva

•4 tazas de greens de temporada

•4 onzas de salmón a la parrilla sobrante

•Sal y pimienta al gusto

Indicaciones:

1.Calentar el aceite en una sartén sobre llama media y saltear

el calabacín. Sazonar con sal y pimienta al gusto.

2.In un recipiente de mezcla, mezcle todos los ingredientes

juntos.

3.Toss para combinar todo.

4. Espolvorear con queso de nuez.

nutriciÓn:

•Calorías: 450.3 Grasa: 35.5 g

•Proteína: 23.4g

•Carbohidratos: 9,3 g

# Menta-Pepino Yogur Cubierto De Pescado a la Parrilla

Tiempo de preparación: 10 minutos

Tiempo de cocción: 2 minutos

Porciones: 4

ingredientes:

•1/4 taza 2% yogur griego natural

•1/4 cucharadita + 1/8 cucharadita de sal

•1/4 cucharadita de pimienta negra

•1/2 cebolla verde, finamente picada

•1/2 cucharadita de orégano seco

•1 cucharada de hojas de menta fresca finamente picadas

•3 cucharadas de pepino inglés finamente picado

•4 filetes de bacalao de 5 onzas Aceite de cocina según sea

necesario

Indicaciones:

1. Cepille la parrilla con aceite y precaliente la parrilla a la

altura.

2. Sazonar los filetes de bacalao por ambos lados con pimienta, 1/4 de cucharadita de sal y orégano.

3.Grill bacalao durante 3 minutos por lado o hasta que se cocine a la doneness deseado.

4.Mezclar bien 1/8 cucharadita de sal, cebolla, menta, pepino y yogur en un tazón pequeño. Servir bacalao con una pizca del aderezo. Este plato se puede combinar con ensaladas verdes o arroz integral.

nutriciόn:

•Calorías: 253,5

•Proteína: 25.5g

•Grasa: 1g

•Carbohidratos: 5g

# Suela rellena de espinacas

Tiempo de preparación: 5 minutos

Tiempo de cocción: 20 minutos

Porciones: 4

ingredientes:

•4 (6 onzas) de filetes de suela

•4 cebolletas con extremos recortados y cortados en rodajas

•Un paquete de 1 libra de espinacas congeladas (descongeladas)

•1 cucharadita de sal 3tsps. de hinojo picado

•1/2 cucharadita de pimienta 1 cucharadita de pimentón dulce

•2 tbsps. de limón

Indicaciones:

1.Precalentar el horno a 4000F

2.Poner una sartén pequeña a fuego medio, luego añadir 2 cucharadas de aceite y calentar para 3osonds.

3.Añadir la cebolleta y cocinar durante 3-4 minutos; dejar que se enfríe.

4.In un tazón, agregue cebolleta, espinacas, pimienta, 1/2 cucharadita de sal y 1/4 cucharadita de pimienta. Mezclar los ingredientes

5.Enjuague y seque el filete con una toalla de papel. Masajee el pescado con aceite y espolvoree con pimienta, pimentón y 2 cucharadas de limón.

6.Spread los rellenos de espinacas en los filetes, enrollar cada filete a partir del gran angular y asegurar cada filete con palillos de dientes.

7.Hornear durante 15-20 minutos. Retiramos el palillo de dientes y espolvoreamos con ralladura de limón. Servir inmediatamente

nutrición:

•Calorías: 174 Carbohidratos: 1g

•Grasa: 6g

•Proteína: 39g

# Limón-Ajo Fletán Al horno

Tiempo de preparación: 10 minutos

Tiempo de cocción: 15 minutos

Porciones: 2

ingredientes:

•1 diente de ajo grande, picado

•1 cucharada de perejil picado de hoja plana

•1 cucharadita de aceite de oliva

•2 filetes de fletán deshuesados de 5 onzas, con piel

•2 cucharaditas de ralladura de limón

•Jugo de 1/2 limón, dividido

•Sal y pimienta al gusto

Indicaciones:

1.Grease un plato de hornear con spray de cocción y

precaliente el horno a 400 ° F.

2.Colocar el fletán con la piel tocando el plato y rociar con

aceite de oliva.

3.Sazonar con pimienta y sal.

4.Pop en el horno y hornear hasta que escamoso alrededor de 12-15 minutos.

5.Retire del horno y rocíe con el jugo de limón restante, sirva y disfrute con una guarnición de verduras para ensaladas.

nutriciÓn:

•Calorías: 315.3

•Proteína: 14.1g

•Grasa: 10.5g

•Carbohidratos: 36.6g

# Pescado entero a la parrilla

Tiempo de preparación: 5 minutos

Tiempo de cocción: 15 minutos

Porciones: 4

ingredientes:

•2 cucharaditas de estragón picado

•1 cebolla grande

•2 cucharaditas de romero picado

•2 cucharaditas de orégano

•4 de 1/2 libras de pescado entero

•1/2 taza de aceite de oliva

•4 cucharadas de sal

•2 cucharaditas de tomillo

•1/2 taza de ladolemono

•1 limón grande

•3 cucharaditas de aceite vegetal

Indicaciones:

1.Lavar y enjuagar el pescado, ponerlo en papel de pergamino. Cepille el aceite de oliva por todo el pescado, agregue sal, pimienta. Ponga el pescado dentro del refrigerador durante unos 30 minutos para enfriar.

2.Poner las rodajas de limón y hierbas dentro del pescado. Use aceite para limpiar la parrilla, asar el pescado durante unos 5 minutos.

3. El pescado está listo para ser comido con la salsa ladolemono.

nutrición:

•Calorías: 280

•Carbohidratos: 0g

•Grasa: 12.5g

•Proteína: 29g

# One-Pot Mariscos Chowder

Tiempo de preparación: 10 minutos

Tiempo de cocción: 10 minutos Porciones: 3

ingredientes:

•3 latas de leche de coco

•1 cucharada de ajo picado

•Sal y pimienta al gusto

•3 latas de almejas, picadas

•2 latas de camarones, en conserva

•1 paquete de camarones frescos, descascarados y

desveinados

•1 lata de maíz, escurrido 4 patatas grandes, dados

•2 zanahorias, peladas y picadas

•2 tallos de apio picados

Indicaciones:

1.Colocar todos los ingredientes en una olla y dar un buen

revuelo para mezclar todo.

2.Cierre la tapa y encienda el calor a medio.

3.Llevar a ebullición y dejar cocer a fuego lento durante 10 minutos.

4.Colocar en contenedores individuales.

5.Poner una etiqueta y guardar en la nevera.

6.Permitir el calentamiento a temperatura ambiente antes de calentar en el horno de microondas.

nutrición:

•Calorías: 532

•Carbohidratos: 92.5g

•Proteína: 25.3g

•Grasa: 6.7g

# Salmonete Estilo Savaro

Tiempo de preparación: 20 minutos

Tiempo de cocción: 15 minutos

Porciones: 4

ingredientes:

•4 (1/2 libra) salmonete (limpiado, escamado y eviscerado)

•2 cucharada de sal

•2/3 taza de aceite de oliva

•2 tbsps. de romero

•8 dientes de ajo finamente cortado en dados

•2/3 taza de vinagre de vino tinto

Indicaciones:

1.Masajear el pescado con sal y dejar durante 20 minutos.

2.Mezclar con harina y reservar. Añadir 1/3 taza de aceite a la

sartén y calentar a fuego medio-alto hasta que esté caliente;

freír cada pescado 4-5 minutos por lado. reservar

3.Verter el resto del aceite en otra sartén y añadir romero; freír

hasta que se vuelva de un color oliva, luego retirar del aceite.

4.Añadir el ajo al aceite y remover hasta que se vuelva dorado.

Añadimos el vinagre y removemos hasta que la salsa espese y

sea agridulce. Vierta la fuente sobre los peces y sirva.

nutrición:

•Calorías: 150

•Carbohidratos: 2.1g

•Grasa: 8g

•Proteína: 25g

# ensaladas

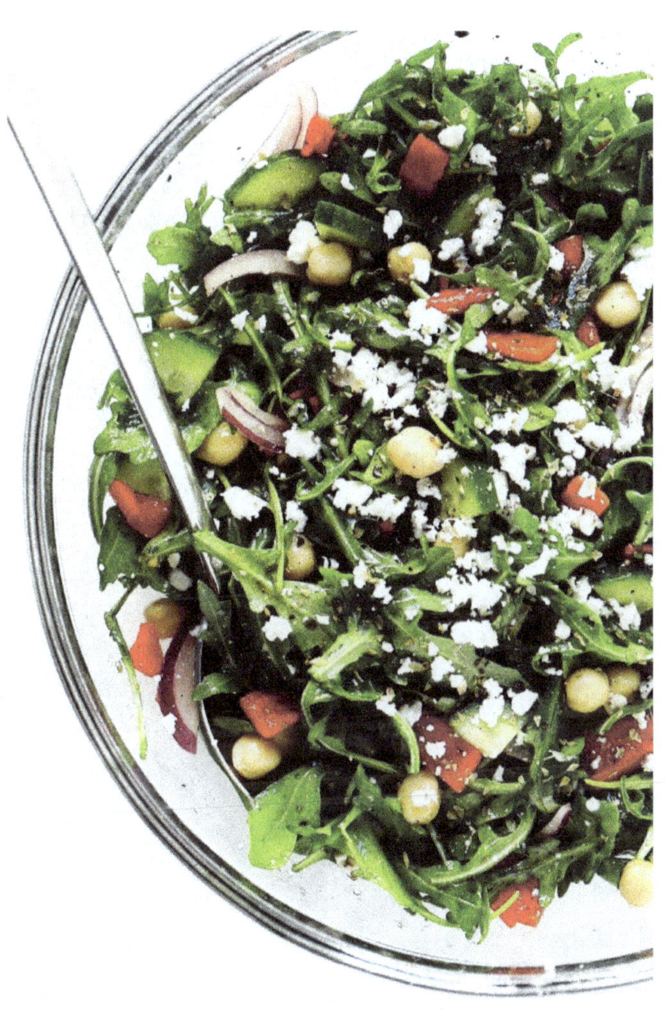

# Ensalada de perejil y maíz

Tiempo de preparación: 5 minutos Tiempo de cocción: 0

minutos

Porciones: 4 Ingredientes:

•Una y 1/2 cucharadita de vinagre balsámico

•Dos cucharadas de zumo de lima Dos cucharadas de aceite

de oliva

•Pimienta negra y sal marina Pimienta negra al gusto

•4 tazas de maíz 1/2 taza de perejil, picado

•Dos cebollas de primavera, picadas

Indicaciones:

1.In una ensaladora, combinar el maíz con la cebolla y el resto

de los ingredientes, lanzar, y servir frío.

nutrición:

•Calorías: 121Graso: 9,5 g

•Fibra: 1,8 g

•Carbohidratos: 4.1 g Proteína: 1.9 g

# Ensalada mixta con aderezo de miel balsámica

Tiempo de preparación: 15 minutos Tiempo de cocción: 0 minutos

Porciones: 2 Ingredientes:

apósito:

- 1/4 taza de vinagre balsámico 1/4 taza de aceite de oliva

- Una cucharada de miel Una cucharadita de mostaza de Dijon

- 1/4 cucharadita de ajo en polvo 1/4 cucharadita de sal, o más para degustar Pellizcar pimienta negra recién molida

ensalada:

- 4 tazas de lechuga de hoja roja picada

- 1/2 taza de tomates cherry o uva reducidos a la mitad

- 1/2 pepino inglés, cortado en cuartos longitudinalmente y luego cortado en trozos del tamaño de una mordida

- Cualquier combinación de hierbas frescas y rasgadas (perejil, orégano, albahaca o cebolleta)

- Una cucharada de semillas de girasol tostadas

Indicaciones:

Haga el apósito:

1.Combine el vinagre, el aceite de oliva, la miel, la mostaza, el ajo en polvo, la sal y la pimienta en un frasco con una tapa. Agite bien.

Hacer la ensalada:

2.In un tazón, combine la lechuga, los tomates, el pepino y las hierbas. Lan con el bien.

3.Verter todo o tanto aderezo como se desee sobre la ensalada lanzada. Íchalo de nuevo para recubrir el aderezo para ensaladas.

4.Top con las semillas de girasol antes de servir.

nutriciÓn:

•Calorías: 337

•Grasa: 26.1g

•Proteína: 4.2g

•Carbohidratos: 22.2g

•Fibra: 3.1g Sodio: 172mg

# Ensalada de rúcula e higo

Tiempo de preparación: 15 minutos

Tiempo de cocción: 0 minutos

Porciones: 2

ingredientes:

•3 tazas de rúcula

•Cuatro higos frescos y maduros (o de 4 a 6 higos secos), despalillados y cortados en rodajas

•Dos cucharadas de aceite de oliva

•1/4 taza mitades de pacana ligeramente tostadas

•Dos cucharadas de queso azul desmenuzado

•1 a 2 cucharadas de esmalte balsámico

Indicaciones:

1.Lanzar la rúcula y los higos con el aceite de oliva en un bol grande hasta que se recubra uniformemente.

2.Añadir las nueces y el queso azul al bol. Lanar la ensalada ligeramente.

3.Rocíe con el esmalte balsámico y sirva inmediatamente.

nutrición:

- Calorías: 517

- Grasa: 36.2g

- Proteína: 18.9g

- Carbohidratos: 30.2g

- Fibra: 6.1g

- Sodio: 481mg

# Ensalada cremosa fresca

Tiempo de preparación: 15 minutos

Tiempo de cocción: 0 minutos

Porciones: 4

ingredientes:

•1/2 taza de yogur griego

•2 cucharadas. Eneldo picado

•1 cucharadita de zumo de limón

•4 pepinos, dados

•2 dientes de ajo picados

•Sal y pimienta al gusto

Indicaciones:

1.Mezclar todos los ingredientes en un tazón de ensalada.

2.Añadir sal y pimienta construida en su gusto y comer.

nutrición:

•Calorías: 94

•Grasa total: 8g

•Carbohidratos: 1.4g

• Proteína: 2.7g

# Ensalada de uva y nogal

Tiempo de preparación: 5 minutos Tiempo de cocción: 0

minutos

Porciones: 2

ingredientes:

•1/2 taza de nueces picadas, tostadas

•Un caqui maduro

•1/2 taza de uvas tintas a la mitad longitudinalmente

•Un chalote, picado 1 cucharadita de ajo picado

•1 cucharadita de mostaza integral

•2 cucharadas de jugo de limón fresco

•3 cucharadas de aceite de oliva virgen extra

•6 tazas de espinacas bebé

Indicaciones:

1.Cortar caqui y pera roja en cubos de 1/2 pulgada. Deseche

las semillas.

2.In un tazón mediano, batir el ajo, el chalote, el aceite de

oliva, el jugo de limón y la mostaza para hacer el aderezo.

3.In un tazón de ensalada mediano, lanza para mezclar

espinacas, pera y caqui.

4.Verter en el aderezo y el toss para recubrir bien.

5.Desmbargar con nueces.

6.Servir y disfrutar.

nutrición:

•Calorías por porción: 440

•Proteína: 6.1g

•Carbohidratos: 39.1g

•Grasa: 28.8g

# Ensalada de espinacas y aguacate

Tiempo de preparación: 5 minutos

Tiempo de cocción: 0 minutos

Porciones: 4

ingredientes:

•Dos cucharadas de aceite de oliva

•Tres cucharadas de vinagre balsámico

•Una cucharadita de albahaca, seca

•Tres aguacates, pelados, picados y en cubos

•2 tazas de espinacas bebé

•Sal y pimienta negra al gusto

•Una cebolla roja pequeña, picada

•Una cucharada de eneldo, picado

Indicaciones:

1.In un bol, mezclar los aguacates con las espinacas, albahaca,

y el resto de los ingredientes, tirar y servir de inmediato.

nutrición:

•Calorías: 53

•Grasa: 0,3 g

•Fibra: 0,5 g

•Carbohidratos: 11 g

•Proteína: 1 g

# postres

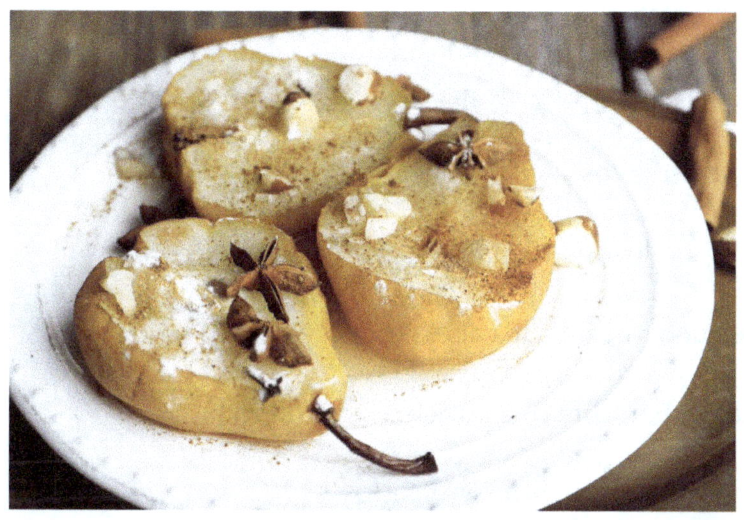

# Cupcakes de canela de plátano

Tiempo de preparación: 10 minutos

Tiempo de cocción: 20 minutos

Porciones: 4

ingredientes:

•Cuatro cucharadas de aceite de aguacate

•Cuatro huevos

•1/2 taza de jugo de naranja

•Dos cucharaditas de canela en polvo

•Una cucharadita de extracto de vainilla

•Dos plátanos, pelados y picados

•3/4 taza de harina de almendras

•1/2 cucharadita de levadura en polvo para cocinar spray

Indicaciones:

1.In un tazón, combine el aceite con los huevos, el jugo de

naranja y los otros ingredientes, excepto el aerosol de cocción.

Batir bien, verter en una sartén de cupcake engrasada con el spray de cocción, e introducirlo en el horno 350 grados F

hornear durante 20 minutos.

2.Enfriar las magdalenas hacia abajo y servir.

nutrición:

•Calorías: 142

•Grasa: 5,8 g

•Fibra: 4,2 g

•Carbohidratos: 5,7 g

•Proteína: 1,6 g

# Crema de fresas

Tiempo de preparación: 10 minutos

Tiempo de cocción: 20 minutos

Porciones: 4

ingredientes:

•1/2 taza de stevia

•2 libras de fresas, picadas

•1 taza de leche de almendras

• Ralladura de 1 limón, rallado

• 1/2 taza de crema pesada

• Tres yemas de huevo batidas

Indicaciones:

1.Calentar una sartén con la leche a fuego medio-alto, añadir la stevia y el resto de ingredientes. Batir bien, cocer a fuego lento durante 20 minutos, dividir en tazas y servir frío.

nutriciÓn:

• Calorías: 152

• Grasa: 4,4 g

• Fibra: 5,5 g

• Carbohidratos: 5,1 g

• Proteína: 0,8 g

# Galletas de garbanzos de canela

Tiempo de preparación: 10 minutos

Tiempo de cocción: 20 minutos

Porciones: 12

ingredientes:

•1 taza de garbanzos enlatados, escurridos, enjuagados y

triturados

•2 tazas de harina de almendras

•Una cucharadita de canela en polvo

•Una cucharadita de polvo para hornear

•1 taza de aceite de aguacate

•1/2 taza de stevia

•Un huevo batido

•Dos cucharaditas de extracto de almendra

•1 taza de pasas

•1 taza de coco, sin azúcar y triturado

Indicaciones:

1.In un bol, combinar los garbanzos con la harina, la canela y los demás ingredientes, y batir bien hasta obtener una masa.

2. Cucharadas de masa en una hoja de hornear forrada con papel de pergamino ponerlas en el horno a 350 F, y hornear durante 20 minutos.

3.Déjalo fresco durante unos minutos y sirve.

nutriciÓn:

•Calorías: 200

•Grasa: 4,5 g

•Fibra: 3,4 g

•Carbohidratos: 9,5 g

•Proteína: 2,4 g

# Crema de almendras de cardamomo

Tiempo de preparación: 30 minutos Tiempo de cocción: 0

minutos

Porciones: 4

ingredientes:

•Zumo de 1 lima

•1/2 taza de stevia

•Una y 1/2 tazas de agua

•3 tazas de leche de almendras

•1/2 taza de miel

•Dos cucharaditas de cardamomo, molido

•Una cucharadita de agua de rosas

•Una cucharadita de extracto de vainilla

Indicaciones:

1.In licuadora, mezcla el cardamon con leche de almendras y

el resto de ingredientes. Pulse bien, divida en tazas y guárdelo

en la nevera durante 30 minutos antes de servir.

nutrición:

•Calorías: 283

•Grasa: 11,8 g

•Fibra: 0,3 g

•Proteína: 7,1 g

# Manzanas y pastel de ciruelas

Tiempo de preparación: 10 minutos

Tiempo de cocción: 40 minutos

Porciones: 4

ingredientes:

•7 onzas de harina de almendras Un huevo batido

•Cinco cucharadas de stevia

•Una cucharadita de polvo para hornear

•3 onzas de leche de almendras caliente

•2 libras de ciruelas, picadas y cortadas en cuartos

•Dos manzanas, con núcleo y picadas

•Ralladura de 1 limón, rallado

Indicaciones:

1.In un bol, mezclar la leche de almendras con el huevo, la stevia y el resto de ingredientes excepto el spray de cocción y batir bien.

2.Engrasar una sartén de pastel con el aceite, verter la mezcla de pastel en el interior, introducir en el horno, a continuación, hornear a 350F durante 40 minutos.

3.Enfriar, cortar y servir.

nutrición:

•Calorías: 209

•Grasa: 6,4 g

•Fibra: 6 g

•Carbohidratos: 8 g

•Proteína: 6,6 g

# Brownies de cacao

Tiempo de preparación: 10 minutos

Tiempo de cocción: 20 minutos

Porciones: 8

ingredientes:

•30 onzas de lentejas enlatados, enjuagadas y escurridas

•Una cucharada de miel

•Un plátano, pelado y picado

•1/2 cucharadita de bicarbonato de sodio

•Cuatro cucharadas de mantequilla de almendras

•Dos cucharadas de cacao en polvo

•Spray de cocina

Indicaciones:

1.In un procesador de alimentos, combine bien las lentejas con la miel y los demás ingredientes, excepto el spray de cocción y el pulso.

2.Verter esto en una sartén engrasada con spray de cocina,
extender uniformemente, introducir en el horno a 375 grados
F, a continuación, hornear durante unos 20 minutos.

3.Cortar los brownies y servir frío.

nutrición:

•Calorías: 200

•Grasa: 4,5 g

•Fibra: 2,4 g

•Carbohidratos: 8,7 g

•Proteína: 4,3 g